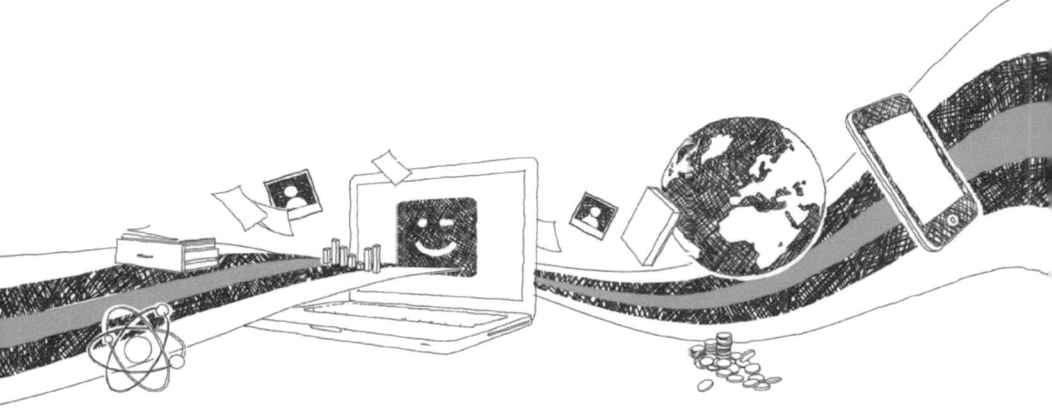
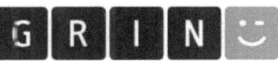

Hans Ernst Walter Wilhelm Sachs

Brustkrebsrisiko und Gentest - Flop oder Fortschritt?

GRIN Verlag

Bibliografische Information der Deutschen Nationalbibliothek:

Die Deutsche Bibliothek verzeichnet diese Publikation in der Deutschen National-
bibliografie; detaillierte bibliografische Daten sind im Internet über http://dnb.d-
nb.de/ abrufbar.

Impressum:

Copyright © 2007 GRIN Verlag GmbH
Druck und Bindung: Books on Demand GmbH, Norderstedt Germany
ISBN: 978-3-638-82575-7

Dieses Buch bei GRIN:

http://www.grin.com/de/e-book/80696/brustkrebsrisiko-und-gentest-flop-oder-
fortschritt

GRIN - Your knowledge has value

Der GRIN Verlag publiziert seit 1998 wissenschaftliche Arbeiten von Studenten, Hochschullehrern und anderen Akademikern als eBook und gedrucktes Buch. Die Verlagswebsite www.grin.com ist die ideale Plattform zur Veröffentlichung von Hausarbeiten, Abschlussarbeiten, wissenschaftlichen Aufsätzen, Dissertationen und Fachbüchern.

Besuchen Sie uns im Internet:

http://www.grin.com/

http://www.facebook.com/grincom

http://www.twitter.com/grin_com

Brustkrebsrisiko und Gentest – Flop oder Fortschritt ?

von

Prof. Dr. med. Hans, E. W.W. Sachs, Frauenarzt, Psychotherapeut, i.R.,

Autor des Buches - „ Brustkrebs, Somatik, Psychosomatik, Selbsthilfe, Prävention" , akademos Verlag Hamburg, 2003, 1-559.

Die Schriftleitung von „Dr. Mabuse, Zeitschrift im Gesundheitswesen" bat mich im Mai 2004 um eine Stellungnahme zu dem Artikel „Brust ? Krebs ? Gen ?" von Frau U. Wagemann, Soziologin, der in Nr. 149, Heft Mai/Juni 2004, pg. 57-61 erschienen war.

Von meiner ausführlichen Antwort wurde aus redaktionellen Gründen (Platzgründen) nur die Zusammenfassung mit Hinweis auf mein Brustkrebsbuch gedruckt in Nr. 150, Heft Muli/August 2004, pg.12, ohne sonstige Literaturangaben, und zwar unter dem Titel „Bedarf nach Gentests geweckt".

Nachfolgend der aktualisierte Text in vollem Wortlaut mit weiterführender Literatur.

INHALT

Zusammenfassung - eine vorbeugende operative Brustentfernung gesunder Frauen mit nachgewiesener BRCA Mutation (sog. klares Testergebnis) ist nicht ausreichend zu begründen !

Einleitung

In der Bundesrepublik leben heute wahrscheinlich mehr als 500 000 Frauen, die eine Behandlung wegen Brustkrebs überlebt haben. Das liegt daran, dass die Fünf-Jahres-Heilungsraten mit 70-80 % aller Fälle relativ hoch sind. Jährlich kommen zwischen 52 und 55 000 (zweiundfünfzig- und fünfundfünfzigtausend) neue Erkrankungsfälle hinzu, neuerdings steigt die Zahl der Neuerkrankungen angeblich nicht mehr an (vgl. Jänicke 2004, Katalinic et al. 2006, NN Heft 25 des Robert Koch Institutes/Statistisches Bundesamt Mai 2005).

Frau Wagemann argumentiert mit veralteten Zahlen und gibt 46 000 neue Brustkrebsfälle pro Jahr an. Sie vermittelt der interessierten Leserin außerdem ein Wissen über Genetik, das die Sicherheit suchenden Frauen auf den Standard des Augustinermönchs Gregor Johann Mendel (1822-1884, Versuche über Pflanzenhybriden) festhalten will. Er hatte als erster Regeln aufgestellt, nach denen erbliche Merkmale wie etwa Farbe oder Blütenform der von ihm untersuchten Erbsen von einer zur nächsten Generation weitergegeben werden.

Der Angstpegel vor dieser Erkrankung ist unter den Frauen der Industrieländer sehr hoch. Er wird auch bewusst manipulativ hoch gehalten z.B. durch Statements wie „Jede 10. Frau erkrankt an Brustkrebs" (in den USA „hold the line at one of nine", sorgt dafür, dass nicht noch mehr Frauen an Brustkrebs erkranken).

Diese Aussagen sind eine Täuschung. Statistiker berechnen die so genannte kumulierte Wahrscheinlichkeit für ein weibliches Neugeborenes bis zu einem bestimmten Alter an Brustkrebs zu erkranken unter der Annahme, vor Erreichen dieses Alters nicht an einer anderen Erkrankung verstorben zu sein. So legt (Frau) Mühlhausen (2001) dar, dass bei Frauen, die gerade das 50-zigste Lebensjahr erreichten, 1 von 40 (vierzig) in den nächsten zehn Jahren an Brustkrebs erkranken wird und nur 1 von 122 (einhundertundzweiundzwangzig) daran stirbt. Allein für Frauen, die das 80-zigste Lebensjahr erleben (80-85-jährige) gilt : 1 (eine) von 10 (zehn) erkrankt an Brustkrebs !

Zu kumulierte Wahrscheinlichkeit vgl. auch Gigerenzer, Direktor am Max Planck Institut für Bildungsforschung Berlin, 2002, von dem z.B. der Kernsatz stammt „Wenn man mündige

Bürger haben will, muss man ihnen drei Dinge beibringen : Lesen, Schreiben und – statistisches Denken !

Nehme ich die Wahrscheinlichkeit dieser Kunstzahl (der 80-85-jährigen bzw. ihrer kumulativen Wahrscheinlichkeit zu erkranken von Statistikern für Versicherungen z.B. ermittelt) als reales Argument, so bedrohe ich gesunde Frauen, ärgstige sie und erzwinge damit u.U. ein bestimmtes Verhalten wie z.B. die Teilnahme an präventiven Brustkrebsfrüherkennungsprogrammen.

Der Unterschied zwischen Mutation und Genregulation

Etwa seit 1986 kam die Hypothese auf, Brustkrebs können bei einem (kleinen) Teil der Patientinnen erblich sein. Ein „molekulares Mammogramm" schien d e r Fortschritt zu sein (Batt, 1994, pg. 169). Ich denke, man muss heute Leserinnen und verängstigten Frauen auch sagen, was ist ein Gen und wie funktioniert es, wenn man von einer möglichen erblichen Bedingtheit der Brustkrebserkrankung spricht.

Für die Ausprägung der genetischen Information ist einmal der Text der DNS-Sequenz verantwortlich. Eine Änderung dieses Textes nennen wir Mutation. Viel wichtiger aber ist das Zusammenspiel der Gene mit der Umwelt des Zytoplasmas der Zelle, das selbst umweltabhängig ist (Klima, Nahrung, Psyche z.B., vgl. Bahnsen 2006, pg. 34-35). Gene unterliegen einem ständigen Wechsel zwischen einem aktiven und inaktivem Zustand. Sie werden an- und abgeschaltet. Diese Abläufe heißen **GENREGULATION.** Das Wissen darüber wird in der Diskussion über die genetische Entstehung von Krankheiten bzw. das Aufrechterhalten von Gesundheit meist völlig ausgeblendet.

In kaum einem anderen Gebiet der Geistesgeschichte der Menschheit sind so viele Nobelpreise verliehen worden wie auf dem Gebiet der Genforschung. Speziell zur Genregulation haben drei Forscherpersönlichkeiten bzw. – gruppen den Nobelpreis erhalten : Barbara McClintock, USA, erhielt 1983 mit 81 (!) Jahren den Nobelpreis für ihre Arbeiten zur Genregulation an Maiskolben. James D. Watson (USA) und Francis H.C.Crick (Brite) bekamen 1962 den Nobelpreis für das Knacken des genetischen Kodes (Doppelhelixstruktur der Desoxyribonuleinsäure/DNS). Und schließlich konnten sich die beiden Franzosen Francis Jacob und James Monod 1965 über den Nobelpreis für ihr Genregulationsmodell (Jacob-

Monod-Modell der Genregulation) freuen. In ihrer als preiswürdig anerkannten wissenschaftlichen Arbeit hatten sie durch ein angebliches Versehen Babara McClintock's Untersuchungsergebnisse nicht zitiert.

Im Folgenden wird versucht, die wichtigsten Forschungsergebnisse der Genetik bzw. der Genregulation übersichtsartig darzustellen. Dabei werden weitere Nobelpreisträger benannt. Daraus können Sie sehen, für wie wichtig dieses Forschungsgebiet bewertet wurde. Schließlich gewinnen Sie nach der Lektüre auch eine Vorstellung davon, wie überaus vorsichtig man(n) (Frau) sein muss, ehe Sie zustimmen, sich vorbeugend eine oder beide gesunde Brustdrüsen und/oder die Eierstöcke entfernen zu lassen, sollte bei Ihnen ein Brustkrebsgen gefunden worden sein. Brustkrebs ist eben kein alleiniges biomedizinisches Problem sondern hat sehr viel mehr mit der Umwelt – das ist unsere Lebensweise, die Art der Kindererziehung und unser Konfliktlösungsverhalten – zu tun. Gerade das soll wahrscheinlich tabuisiert werden.

Mendels eigentliche Entdeckung seiner Kreuzungsexperimente mit Erbsensamen war, Vererbung geht partikulär vor sich, im Inneren der Zellen gibt es winzige Partikel, die das äußere Erscheinungsbild der Pflanze bestimmen (Gene sagen wir heute). Er fand bestimmte Zahlenverhältnisse für das Auftreten und die Kombination genetischer Merkmale und stellte die Theorie auf, dass Keimzellen nur jeweils die Kopie eines Gens tragen, wohingegen Körperzellen beide enthalten (haploider und diploider Chromosomensatz heutige Bezeichnung).

Chromosomen waren aber 1866 noch gar nicht entdeckt und der Vorgang der Befruchtung war ebenfalls noch unerforscht. Vielleicht wurden Mendels Arbeiten deshalb erstmal vergessen (Mendel nach Fischer 1997, pg. 43 ff.). 1868 isolierte Friedrich Miescher (Schweizer) aus Leukozytenzellkernen eine neue Substanz, der er den Namen Nukleinsäure gab (von lat. Nucleus = der Kern). Trotz langsamer Entwicklung der Mikroskopiertechnik im 19.Jahrhundert war 1831 und 1838 durch den Schotten Brown und die Deutschen Schleiden und Flemming die Zelle mit Kern als organischer Grundbaustein beschrieben worden. Flemming sah 1879 in den Zellkernen farbaufnehmendes Material, das er Chromatin nannte. Vor der Zellteilung floss es zu fadenähnlichen Gebilden zusammen. Da sie kennzeichnend für die Zellteilung waren, nannte er diese Mitose (grch. = Faden). Später wurden die fadenähnlichen Gebilde Chromosomen (gefärbte Körper) genannt.

Der Belgier van Beneden konnte 1887 beweisen, die Chromosomenzahl ist in den verschiedenen Zellen eines Organismus immer gleich und jede Art hat eine bestimmte Zahl davon, der Mensch z.B. 23 Chromosomenpaaare, Paar 23 ist das Paar der Geschlechtschromosomen. Heute weiß man, bei der Bildung der Geschlechtszellen (Keimbahn) findet keine Verdopplung der Chromosomen statt, d.h. dese Zellen enthalten und geben nur den haploiden Chromosomensatz weiter.

Da die Nachkommen aus den Keimzellen hervorgehen, haben Veränderungen im Körper des Tieres keinen Einfluss auf das Erbgut. Genveränderungen und Mutationen werden nur dann vererbt, wenn sie in den Keimbahnzellen auftreten. Deshalb gibt es keine Veränderungen erworbener Eigenschaften (Nüsslein-Volhard 2004, pg.22).

1900 war das Jahr der Wiederentdeckung der Mendel'schen Gesetze durch Correns (deutsch), de Vries (Holländer) und von Tschermak-Seysenegg (Österreicher). Die Veröffentlichungen dieser drei Forscher erschienen nahezu gleichzeitig im Frühjahr 1900. 34 Jahre lang blieben Mendel's grundlegende Arbeiten unbeachtet. Die Priorität wurde von den drei Nachentdeckern unumwunden anerkannt. In den folgenden Jahren bestätigten zahlreiche weitere wissenschaftliche Untersuchungen die so genannten Mendel'schen Regeln für viele Pflanzen- und Tierarten. Mendel beschränkte sich auf den genetischen Text und arbeitete mit solchen Genen, die immer und in vollem Ausmaß aktiv sind. Die Grundprinzipien der Vererbung hätte er nicht aufklären können mit Studien an Genen, die einmal an- und dann wieder abgeschaltet waren.

Die Chromosomentheorie der Vererbung

Th. Boveri (1862-1915, Lehrstuhl Zoologie Universität Würzburg), kam aufgrund seiner Untersuchungen zu dem Schluss, dass zwischen entwicklungsbiologischen Befunden der Zellteilung (Mitose) und der Reifeteilung der Keimzellen (Meiose - Funktion von ihm entdeckt) sowie den Vererbungsregeln Mendel's ein Zusammenhang bestand. Er sah in den Chromosomen die Merkmalsträger einer Zelle bzw. eines Organismus. Auf Boveri geht folglich die Chromosomentheorie der Vererbung zurück (Grundpfeiler der Genetik).

Boveri fand auch heraus, mindestens ein Exemplar von jedem Chromosom einer Spezies ist für die normale Entwicklung eines Tieres z.B. nötig. Fehlt eines, so führt das zu charakteristischen Fehlbildungen. Ergänzt wurden Boveri's Arbeiten durch gleichartige Studien des Amerikaners W. Sutton mit dem Ergebnis, Chromosomen tragen die Gene. In Körperzellen sind Chromosomen doppelt vorhanden, in Keimzellen in einfacher Zahl (diploider und haploider Chromosomensatz). Boveri wusste - laut Nüsslein-Volhard (2006, pg. 40) - die Frage was sind Gene war seinerzeit noch nicht zu beantworten.

Wenn alle Zellen alle Gene haben, muss die Ursache für das Entstehen ganz verschiedener Körperzellen (Darm, Gehirn, Herzmuskel usf.) während der Entwicklung eines Organismus (Tier, Mensch) im Zytoplasma zu suchen sein. Faktoren im Zytoplasma steuern, was aus einer Zelle wird bzw. welche Gene aktiv werden. Das Geheimnis der Entwicklung ist die Steuerung der Genaktivität in Raum und Zeit (Nüsslein-Volhard 2006, pg. 39-40). In Wechselwirkung mit dem Zytoplasma liefern die Gene den Code für einen Organismus, der sich langsam z.b. in der Schwangerschaft und danach wachtumsmäßig verwirklicht. Das Zytoplasma nimmt von der Blut- und Lymphbahn Stoffwechselprodukte und Botenstoffe auf, deren Informationsgehalt signalartig an die Gene des Zellkerns weitergegeben wird. Das Werden (und Vergehen) einer Zelle ist also vom Zytoplasma und von es erreichenden Umweltstoffen abhängig. Das Zytoplasma steuert die Gene und bestimmt damit die Entwicklung der Zellen. Was aber sind Gene und wie werden sie reguliert ?

Etwa um 1908 begann Th. H. Morgan (USA) mit der Taufliege zu arbeiten (Drosophila melanogaster). Er konnte 1911 daran zeigen, die Gene sitzen wirklich auf den Chromosomen als diskrete Einheiten der Vererbung. Der Ausdruck GEN wird etwa ab 1909 in der wissenschaftlichen Literatur benutzt. Morgan veröffentlichte in diesem Jahr die erste Chromosomenkarte. Für sein wissenschaftliches Werk erhielt er 1933 den Nobelpreis für Medizin und Physiologie.

Es dauerte bis 1944 als die drei amerikanischen Forscher O.T. Avery, C.M. McLeod und M. McCarty die Desoxyribonukleinsäure (DNS oder DNA nach engl. acid = Säure) als Träger genetischer Informationen erkannten (an Pneumokokkenkulturen). Die DNS ist ein Kettenmolekül, das bereits 1886/69 von F. Miescher (Schweizer) entdeckt wurde. Es besteht aus nur vier verschiedenen Basen Adenin, Thymin, Guanin und Cytosin (A,T,G,C), die über eine Zucker-Phosphatkette miteinander verbunden sind. Diesen genetischen Code konnten

1966 die Amerikaner R.W. Holley, H.G. Khorana und M.W. Nirenberg aufklären, wofür sie 1968 den Nobelpreis für Medizin bzw. Physiologie bekamen „for their interpretation of the genetic code and ist function in protein synthesis".

Sicherlich war eine wesentliche Voraussetzung dieser Arbeiten die Aufklärung der dreidimensionalen Struktur der DNS-Doppelhelix, des DNS-Doppelfadens durch J. Watson (USA) und F. Crick (Großbritanien) 1953, Nobelpreis hierfür 1962. Der DNS-Faden setzt sich aus zwei gegenläufigen, umeinander gewundenen Strängen zusammen, die zueinander komplementär sind, d.h. die Reihenfolge der Basen eines Stranges entscheidet über die des anderen. Basen (Laugen) sind alkalisch reagierende Verbindungen, die mit Säuren neutrale Salze bilden. Dabei entsteht Wasser. Das Geniale dieser Struktur liegt in ihrer Einfachheit : es ist eine Schrift aus vier Buchstaben, die fehlerfrei gelesen werden kann, einmal, um sich selbst zu verdoppeln und zum anderen um Arbeitskopien in Form von RNS herzustellen (Ribonukleinsäure). Das ist eine andere Nukleinsäure, deren Zuckerbestandteil Ribose anstelle von Desoxyribose enthält.

Die so genannte Boten-RNS ist ein Molekül, das die Erbinformation aus dem Zellkern heraus zu den Werkstätten des Proteinbaus im Zytoplasma der Zellen, den Ribosomen trägt. Diese Boten-RNS ist eine einsträngige Kopie des DNS-Moleküls und erthält die Information, in welcher Reihenfolge die Aminosäuren zu einem Proteinfaden (z.B. Hormone, Enzyme) verknüpft werden sollen (vgl. Eberhard-Metzger, 2001).

Die Reihenfolge, die Sequenz der Basen in der RNS, Kopie der DNS, bedingt in verschlüsselterr (kodierter) Form die Zusammensetzung der Proteine. Sie haben 20 verschiedene Aminosäuren als Bausteine mit sehr unterschiedlichen Eigenschaften. Die Übersetzungsregel der Basenreihenfolge in die der Aminosäuren besagt, dass jeweils drei Basen der RNS eine Aminosäure im Protein bestimmen (Triplett). Diese Tripletts sind die genetische Informationseinheit der Zelle bzw. des Zellkerns. Zusätzlich gibt es noch Tripletts für Anfang und Ende des Proteins. Das nennt man den genetischen Kode (vgl. Nüslein-Volhard 2004, 2006). Man spricht auch von Nukleotid- oder DNS-Sequenz. Nukleotide nennt der Biochemiker Phosphorsäureester der Nukleoside. Nukleoside sind chemische Verbindungen aus einem Zucker (Ribose oder Desoxyribose) mit Purin- oder Pyrimidinbasen wie Adenin, Thymin, Guanin, Cytosin.

Was ist ein Gen ?

Was ist nach heutiger Kenntnis ein Gen ? Ein Stück, eine Stelle auf einem Chromosom ? In der Sprache der Botanik und Zoologie formuliert, ist es die funktionelle Einheit des Genoms. Genom, das ist der haploide Chromosomensatz und die in ihm lokalisierten Gene i.w.S. alle Gene eines Menschen/Tieres.

Die Molekulargenetiker verwenden sinngleich zu Gen den Begriff Cistron. Es ist derjenige DNA-Abschnitt in einem Genom, der ein einzelnes Genprodukt etwa ein RNA-Molekül kodiert. Von anderen Forschern wird dieser Bereich als Exon bezeichnet. Anders gesagt ist ein Gen/Cistron/Exon der DNA-abschnitt, der sich aus linear verknüpften Nukleotiden zusammensetzt und eine biochemische Funktion repräsentiert. Der genetische Kode übersetzt die Nuleotidsequenz des Gens in die Aminosäuresequenz des Proteins (z.B. Hormons, Enzyms). Es gibt also eine Gen- und eine Proteinebene in den Zellen, eine Steuereinheit (Gen) und ein Produkt, das Protein.

Historisch gesehen haben die ersten Genetiker mit Pflanzen gearbeitet Erbsen, Mais, dann mit einfachen Lebewesen Pferdespulwurm, Fruchtfliege (Drosophila m.) z.B. In den vierziger Jahren wurde als Forschungsobjekte Bakterien / Escherichia coli, das „Haustier" der Molekulargenetiker, verwendet, bis schließlich mit der Messung der Beugung von Röntgenstrahlen die DNS-Struktur aufgeklärt wurde. Beugung ist die Abweichung von der gradlinigen Ausbreitung der Wellen oder Strahlen.

Der Nobelpreis war ursprünglich in den Naturwissenschaften für Physik, Chemie und für Physiologie und Medizin testamentarisch vorgesehen. Da es das Fach Genetik noch nicht gab als der Nobelpreis 1901 erstmalig verliehen wurde, müssen Genetiker als Mediziner oder Physiologen vom Nobelpreiskomitee eingeordnet werden. Übrigens ist Frau Christiane Nüsslein-Vohard, die 1995 zusammen mit Wieschaus und Lewis den Nobelpreis für Medizin erhielt die erste und bisher einzige deutsche Nobelpreisträger**in** ! Diese Forschergruppe wurde für ihre Arbeiten zur genetischen Kontrolle der frühen Embryonalentwicklung geehrt. Es geht dabei um die Frage, wie aus einem befruchteten Ei ein ganzer Organismus entsteht. Woher wissen die Zellen, dass und wann sie Muskelzellen, Nerven- oder Hautzellen z.B. werden sollen. Nüsslein-Volhard arbeitet heute am Max-Planck-Institut für Entwicklungsbiologie in Tübingen.

Das Grundprinzip der Informationsübertragung aus den Genen ist die Bildung eines Proteins etwa eines Hormons oder eines Enzyms, die bestimmte Stoffwechselaufgaben oder Differenzierungsleistungen im Bauplan eines Organismus übernehmen. Dies funktioniert so, dass die Zelle einen bestimmten Abschnitt aus dem Text der DNS-Sequenz abliest und diese Arbeitsanweisung in die Synthese eines Proteins umsetzt. Dazu hat sie weitere Helfer z.B. die Ribonukleinsäure zur Übertragung der genetischen Information (messenger-RNA, heute sense-RNA genannt, transfer-RNA, ribosomale RNA, RNA-Polymerasen zur Entschlüsselung usf.). Die Details sind heute Biochemikern bekannt, popularwissenschaftlich etwa bei Eberhard-Metzger (2001) bildnerisch und textlich aufgearbeitet. Mit dieser Hypothese bzw. Erkenntnis, die DNS-Sequenz stellt eine Art Text dar, den die Zellen für den Bau von Proteinen verwenden, hatten Watson und Crick den genetischen Kode seinerzeit „geknackt", Nobelpreis 1962.

Im Oktober 2006 wurde der Nobelpreis wiederum Genforschern verliehen : den beiden Amerikanern Craig Mello und Andrew Fire für ihre Entdeckung der RNA-Interferenz (Auslöschung). Wie eine Tageszeitung schrieb (NN LN vom 3./4.10. 2006, pg. 10) legten sie ihren Kollegen damit ein neues Werkzeug in den genetischen Experimentierkasten.

Wie gerade beschrieben funktionieren Gene mit Hilfe einer einsträngigen Boten-RNS. Sie kopiert die Information eines Gens und trägt diese Kopie aus dem Zellkern ins Zellplasma zu den Ribosomen, Organellen aus Protein und RNS, woran die Proteinsynthese abläuft. Nimmt man diese Boten-RNA (sense-RNA) weg etwa durch Antikörper (Antisense-Technik) die sich mit ihr doppelsträngig verbinden, können laut Kode zu bildende Proteine nicht mehr hergestellt werden und damit ist das Gen stillgelegt Diese „Auslöschung" der genetischen Botschaft wurde mit dem aus der Physik bekannten Phänomen der Auslöschung gegenläufiger Wellen durch Überlagerung, der Interferenz, bezeichnet. Mit dieser Technik kann man z.B. erforschen, welche Funktion ein Gen hat. Diese Befunde bzw. Theorie wurde(n) 1998 in Nature, einem Wissenschaftsmagazin, veröffentlicht.

Kurz darauf wurde gezeigt, dass Bruckstücke doppelsträngiger RNA denselben Effekt der Genstillegung bewirken, sie zerstören die natürliche Boten-RNA der Zelle. Der deutsche

Chemiker Thomas Tuschl, der seinerzeit im Massachusetts Institute of Technology arbeitete (heute MPI=Max-Planck-Institut für biophysikalsiche Chemie in Göttingen) zeigte mit seinen Arbeiten, dass es RNA-Interferenz auch in menschlichen Zellen gibt. Er entdeckte auch, dass Zellen ihnen fremde RNA in kleine Bruchstücke zerlegen und dass diese kleinen Stücke (short interfering RNAs) es sind, die den „Motor der Interferenz" anwerfen (Tuschl zusammen mit Elbashir, Harborth, Lendecke, Yalcin und Weber 2001, vgl. auch z.B. Karberg 2006 u.a.).

Damit geriet das Dogma der Genetik ins Wanken, wonach der Ursprung genetischer Information in der DNA der Zellkerne liegt und über die Boten-RNA (messenger oder sense-RNA) letztlich die Synthese von Proteinen steuert. Offenbar ist die RNA-Interferenz dieser Weitergabe von Informationen übergeordnet, gleichsam vorgeschaltet außerhalb des Kerns. Damit ergeben sich neue Möglichkeiten, in die Regulation der Gene einzugreifen, ohne sie selbst zu verändern (Zinkant 2006 u.a.). Das kann ein Wirkprinzip sein, das sich gegen zahlreiche Krankheiten einsetzen ließe.

Nüsslein-Volhard et al. entwickelten die Gradienten-Theorie, die besagt, dass unterschiedliche Stoffmengen in Eizelle und Embryo die Genexpression steuern (vgl. Nüsslein-Volhard 2004, pg. 83 ff. z.B.). Also werden auch hier die Gene von außen, dem Zytoplasma und seinen Inhaltsstoffen gleichsam von der Umwelt des Zellkerns gesteuert !

Was ist Genregulation ?

Es gibt nur ganz wenige monogene Erbkrankheiten des Menschen wie z. B. den erblichen Veitstanz (Chorea Huntington) und die Glasknochenkrankheit (Osteogenesis imperfecta), erhöhte Knochenbrüchigkeit, die der alten Hypothese ein Gen – ein Protein – eine Erkrankung folgen.
Housekeeping Genes nennt man Gene, die permanent aktiv sind, weil sie z.B. Körperstrukturen wie Knochen oder die Energieversorgung aufrecht erhalten müssen. Ein weitaus größerer, sehr viel bedeutenderer Teil der Gene jeder Zelle wird jedoch reguliert, d.h. per Signal in ihrer Aktivität an- oder abgeschaltet oder gedrosselt. Diese Signale können von der Zelle selbst, ihrem Zytoplasma ausgehen, das von noch weiter außen durch Nährstoffe, Temperatur, psychische Faktoren u.a.m. beeinflusst wird und damit die Funktionseinheit der Zelle mit Kern reguliert.

Wie wird ein einzelnes Gen reguliert ? Oberhalb und unterhalb eines Gens geht der DNS-Faden weiter. In den Zwischenräumen, im nichtkodierten Buchstabensalat, liegen vor dem eigentlichen Gen Kontrollgene, die als regulatorische Sequenzen bezeichnet werden (Promotor-und Enhancer-Orte). Sie können die nachgeschalteten Gene an- oder abdrehen. Substanzen, die sich an die Promotor- oder Enhancerzentren anlagern heißen Transkriptionsfaktoren, weil sie den Ablesevorgang aus dem Gen verstärken oder minimieren (Aktivieren oder Deaktivieren eines Gens z.B. durch minimale oder überschießende Substratkonzentration).

Anders formuliert : Genregulation ist die funktionelle Einheit von Struktur-Operator-und Regulator-Gen (Jacob-Monod-Schema der Genregulation). Francis Jacob und James Monod (Frankreich) erhielten für die Aufklärung des Grundprinzips der Genregulation (an Colibakterien) 1965 den Nobelpreis. Sie „vergaßen" in ihren Arbeiten, Babara McClintocks Untersuchungsergebnisse zu zitieren, die Anfang der fünfziger Jahre an Maiskolben zu gleichartigen Schlussfolgerungen über die Genregulation gekommen war. Folglich erhielt Frau McClintock 1983, sozusagen nachträglich im Alter von 81 Jahren den Nobelpreis für ihre Experimente verliehen.

Die wichtigste Information für Laien aus diesen Forschungen ist : Gene verwirklichen sich nicht allein durch ihren Buchstabentext (DNS-Sequenzen, eine Abweichung von diesem Text heißt Mutation) sondern vor allem dadurch, dass und wann sie in Funktion gesetzt werden, das ist an- und abgeschaltet werden. Viele Gene wirken je nach Umgebungseinflüssen, also wechselnden Substratkonzentration im Zytoplasma oder dort vorhandenen neutralisierenden RNA-Bruchstücken in einem ständigen Wechsel zwischen aktivem und inaktivem Zustand. Diese Genregulation wird in der gegenwärtigen Diskussion über Gene und ihre Rolle bei der Krebsentstehung m.E. zu Unrecht meist völlig außer Acht gelassen. **Das Geheimnis der Gesundheit und Krankheit liegt aber weniger im Text der Gene als vielmehr in der Regulation ihrer Aktivität** (Bauer 2002). Diese Steuerung kommt von außen (!), der Umwelt (Zytoplasma i.e.S., Nahrung, Stress, Infekte, soziales Umfeld, mitmenschliche Beziehungen i.W.S.).

Zurück zu Barbara McClintock : ihre Forschungen an Maiskörnern kleidete sie zutreffend in eine Fachsprache, die noch orientiert war an den Chromosomen, mit denen sie wie ihre

Vorgänger unermüdlich arbeitete. Chromatidaustausch, Chromosomenaberration, Kopplungsgruppen waren eine Sprache, die Molekulargenetiker, die mit Bakterien umgingen (wie Jacob und Monod z.b.) und biochemisch dachten, in der wissenschaftlichen Literatur nicht verstanden. Sie lasen folglich diese Literatur gar nicht. McClintock machte die Fachwelt allerdings selbst darauf aufmerksam, dass es wesentliche Übereinstimmung zwischen ihren Befunden und dem französischen Regulationsmodell der Genfunktion gab. Wie bei Mendel vergingen bei ihr mehr als 30 Jahre (32 Jahre), ehe die Wiederentdeckung und Anerkennung ihrer Genforschungsergebnisse vollzogen war !

Was hatte sie festgestellt : „Barbara McClintock hatte entdeckt (Sommer 1951 !), dass es neben normalen Genen, die an der Farbgebung „ihrer" Gene beteiligt waren, noch andere Gene gab, die sie als Controlling elements (wie seinerzeit Mendel) bezeichnete, und davon hatte sie zwei gefunden, eines, das wie ein Schalter funktionierte, der die Zellen an-und abschalten konnte, und eines, mit dem die Häufigkeit (Wiederholung) dieses Vorgangs gesteuert wurde" (nach Fischer 1997, pg. 105 ff.).

Drückt man das etwas anders aus, so kann man sagen, die Vererbung von Farbe und Form der Maisblätter und -blüten ist nicht konstant. Als Folge von Mutationen treten immer wieder Veränderungen auf, die zu violetten oder farblosen Maiskolben führen. McClintock hatte entdeckt, das Sichtbarwerden dieser Mutationen z.B. der Farblosigkeit erfolgt nicht automatisch sondern unterliegt bestimmten Regulationsmechanismen. **Erst die Regulationsgene bestimmen, ob eine Mutation auf dem Chromosom zur Ausprägung kommt oder nicht !**

Jacob und Monod fanden an den Chromosomen des Bakterium Escherichia coli heraus, die Ablesung d.h. die Transskription der genetischen Information auf dem Bakterienchromosom und die nachfolgende Proteinsynthese wird je nach Bedarf von den benötigten Proteinen selbst reguliert je nach angefallener Substratmenge wie in einem Regelkreis.

Barbara McClintock sagte noch etwas Wichtiges : Genorte können ihre Position und damit ihre Wirkungsweise im Laufe der Entwicklung verändern. Dann werden in der Tochtergeneration andere Gene abgelesen und andere Proteine synthetisiert und die Pflanze sieht anders aus – farbig-farblos-gesprenkelt z.B.. Die Forscherin zieht diesen Schluss aus ihren vielfältigen Untersuchungen : die Ausprägung von Mutationen im genetischen Material wird von Regulationsgenen gesteuert, deren Ortswechsel, die Transposition (synonym Jumping genes), innerhalb eines Chromosoms und zwischen den verschiedenen Chromosomen erfolgen kann.

Sie hatte die „Jumping genes", die „springenden Gene", entdeckt. Die Merkmalsveränderungen bleiben in der Generationenfolge deswegen nicht stabil, weil die „Jumping genes" ihren Wirkungsort auf den Chromosomen im Laufe der Entwicklung des Maiskolbens ständig wechseln können (vgl. in Kennerknecht 2004, pg. 31 f).

„Das ist Anfang der 50-ziger Jahre genetische Anarchie ! In einer Zeit, in der Gene als feste, unveränderliche Erbeinheiten angesehen werden (das zentrale Dogma der Genetik) und die Analyse des festgelegten Erbgutes auf dem wissenschaftlichen Siegeszug ist – vgl. oben „Was ist ein Gen" ? – da spricht eine Frau davon, dass sich genetische Elemente aus dem Organismus heraus selbst regulieren. Und nicht nur das, später behauptet sie sogar noch, diese Regulationsvorgänge werden z.T. durch Umweltvorgänge induziert und sind nicht immer im genetischen Material vorprogrammiert" (vgl. bzw. nach Fischer 1997, pg. 105 ff. und im Web)

Es gibt also Kontrollgene hatte diese Nobelpreisträgerin bewiesen und diese haben keine festen Plätze (loci) auf den Chromosomen sondern sind vielmehr beweglich und können dann ein anderes Gen beeinflussen („Jumping genes").

Genau das hatten Jacob und Monod mit ihren Bakterienkulturen (B. Coli) auch gefunden, es gibt regulierende Kontrollgene und zehn Jahre später wurde auch bestätigt, diese Gene können „wandern" und wurden der Fachwelt nun als Transposons vorgestellt. Hatte noch Darwin mit seiner Evolutionstheorie gelehrt, alle Mutationen und Varianten der Arten seien rein zufällig aufgetreten, so war mit dieser Doppelbestätigung der genetischen Regulation klar, alle Mutationen stehen unter einer bestimmten genetischen Kontrolle ! D.h. die Zelle, ihr Zytoplasma, ihre Kontrollgene letztlich der Organismus in seiner Abhängigkeit von der Umwelt (Temperatur, Ernährung, Stress usf.) kontrolliert, welche Mutation sich verwirklicht.

Fischer (1997) schreibt : „an dieser Stelle hätten die Zuhörer bei Barbara McClintocks Vortrag schnell die Ohren zugemacht um nicht aus ihrem dogmatischen Schlummer geweckt zu werden, als sie hörten, das genetische Material ist dynamisch reguliert und vielfach beweglich". Diese Tatsache ist nach der Verleihung der Nobelpreise an diese Forscher allgemeines Wissensgut (Jacob und Monod, McClintock). Hierzu kamen noch die Nobelpreisarbeiten der Forschergruppe E. B. Lewis (USA), Frau Christiane Nüsslein-Volhard (Deutschland) und E. F. Wischaus (Deutschland/USA) für ihre grundlegenden Erkenntnisse über die genetische Kontrolle der frühen Embryonalentwicklung, die durch unterschiedliche Konzentrationen bestimmter Substanzen im Zytoplasma der Zellen gesteuert wird.

Vgl. zu Gradienten die Darstellung in Nüsslein-Volhard 2006, z.B. pg. 82-88; es gibt Temperatur-, Dichte-, Farb- und Konzentrationsgradienten. Gradient ist die kontinuierliche Änderung einer Eigenschaft in einem Raum (Gebirge, verschiedene Pflanzen- und Baumbewuchse abhängig von der Höhe, oder in einer Zelle als Extrembeispiele. Diese Forschergruppe um Frau Nüsslein-Volhard zeigte u.a., das An- und Abschalten von Genen ist von der Konzentration bestimmter Proteine im Zytoplasma abhängig und bestimmt damit die Ausprägung der verschiedenen Organe, wirkt also morphogen, gestaltgebend.

Es sei an die Entdeckung der RNA-Interferenz durch Mello und Fire erinnert, Nobelpreis Oktober 2006, die dem genetischen Kode des Zellkerns vorgeschaltet ist, womit von außerhalb des Kerns in die Regulation der Gene eingegriffen werden kann und sie an- und abgeschaltet werden können.

Brustkrebs – eine Erbkrankheit ?

Für Brustkrebs gilt, dass weniger als 5 % der Fälle Abweichungen im Text der DNA bestimmter Chromosomen haben (Mutationen). Die so genannten Brustkrebsgene BRCA 1 und 2 wurden Anfang der neunziger Jahre den Chromosomen 17.21 und 13.12-13 zugeordnet (Brust-/breast = BR, Cancer, engl. Kürzel Ca für Krebs). Diese Gene gehören zu den Tumorsuppressorgenen. Beide allele Gene müssen mutiert sein. Die erste Mutation wird vererbt, die zweite kann durch Umwelteinflüsse erworben werden. Fehlt das intakte Tumorsuppressorgen, läuft die Zellteilung ungehindert bis zur Krebsgeschwulst. Diese erbliche Mutation kann durch einen molekulargenetischen Test nachgewiesen werden.

Die alleinige Mutation eines Allels der BRCA-1 oder 2 Gene ist für ein bösartiges Wachstum nicht ausreichend. Damit Krebszellen entstehen, müssen beide allele Gene mutiert sein (vgl. im Web unter Brennpunkt/Archiv/11/05 Erbliche Veranlagung).

Allele Gene sind solche, die auf dem homologen Chromosom am gleichen Ort sitzen. Es sind die einander entsprechenden Gene eines diploiden Chromosomensatzes. Die vererbte Form der Brustkrebserkrankung tritt im Vergleich zu allen Fällen in einem frühen Erkrankungsalter auf. Bei Batt (1994, pg. 171) findet sich die Angabe, 40 % der BRCA 1 –Trägerinnen waren zwischen 20-30 Jahren alt, 20 % zwischen 30- 40 Jahren, 10 % zwischen 40 und 50 Jahren, 7 % zwischen 50-60 Jahren usf. bis letztlich nur noch 1 % der Fälle bei 80 und mehr Jahre alten Frauen gefunden wurde.

Nimmt man wie einleitend dargelegt die kumulative Häufigkeit des Brustkrebses als Leitstruktur für ein besonderes Risikoalter, an Brustkrebs zu erkranken, so ist dort das genau Umgekehrte zu finden, je älter desto größer ist das Risiko, an Brustkrebs zu erkranken und bei den mehr als 80-zigjährigen ist es mit einer von zehn Frauen am höchsten.

Nüsslein-Volhard führt dazu aus, Krebs erzeugende Mutationen treten sämtlich in Genen auf, die mit Wachstum, Zelltod, DNA-Reparatur oder Kontrolle der Zellteilung beteiligt sind (Nüsslein-Volhard 2006, pg. 154-155). Tumorsupressorgene induzieren Proteine, die wachstumshemmend sind. Wenn sie durch eine Mutation verändert werden, fällt dieser Effekt weg. Mit zunehmendem Alter wird das Chromatin der Zellkerne bzw. in den Chromosomen zunehmend heterochromatinreicher (verklumpt könnte man sagen). Das ist mit Funktionsverlusten verbunden und Teil des normalen Alterns der Zellen/des Organismus. In diesen Prozess sind wahrscheinlich auch Tumorsupressorgene mit einbezogen. Sie werden in abnehmender Häufigkeit nachgewiesen. Ihr Funktionsausfall könnte die erhöhte Häufigkeit von Tumoren im Alter mit erklären.

Die Gentiker unterscheiden numerische und strukturelle Chromosomenaberrationen. Durch Austausch einer Purin- oder Pyrimidinbase kann es zu Verlust oder Einfügen von Basensequenzen kommen, die den proteinkodierenden Teil eines Gens beeinflussen, weil seine Struktur verändert ist. Mutationen können auch z.B. die Regulationsgene betreffen.

Überraschend ist allerdings die in mehreren Studien übereinstimmende Angabe, BRCA-1 und 2-Mutationsträgerinnen hätten ein Erkrankungsrisiko für Brustkrebs, dass zwischen 55 % und 85 %, nach anderen Darstellungen zwischen 60 – 86 % liegen soll wie Familienuntersuchungen gezeigt hätten. Seit 1997 werden in Deutschland in 12 Zentren i.R. eines Verbundprojektes „Familärer Brust- und Eierstockkrebs" der Deutschen Krebshilfe (Geldgeber) Risikopatientinnen intensiv betreut.

Nach den hier referierten Ergebnissen der Studien verschiedener Nobelpreisträger überrascht dieser Befund aber gar nicht. So hatte schon McClintock gefunden, dass Regulationsgene bestimmen, ob eine Mutation auf einem Chromosom zur Ausprägung kommt oder nicht. Ihre Ergebnisse sind von den nachfolgenden Forschergruppen bestätigt worden. Sie haben zusätzlich den übergeordneten Wirkeffekt von Zytoplasmafaktoren (darunter Gradienten, RNA-Interferenz u.a.) auf bestimmte Gene gefunden und damit den Umweltfaktor im An- und Abschalten von Genen herausgestellt. Es kommt geradezu zu einer Selbstregulation der Zelle bzw. der Gene (vgl. Kennerknecht 2004).

Vgl. dazu auch J. Bauer (2007, pg. 58-65) : ..."tiefgreifende Erfahrungen/Erlebnisse können auch unserere Erbanlagen beeinflussen und sogar dauerhaft verändern". Solche Einflüsse stimulieren oder hemmen die neuronale Plastizität des Gehirns und steuern damit Funktion und Wachstum von Gehirnzellen. Man weiß heute auch, dass Steuerelemente außerhalb der DNS-Sequenz in Form angelagerter Methylgruppen Transkriptionsfaktoren blockieren können, wodurch das zugehörige Gen nicht mehr abgelesen werden kann (epigenetische Muster). Und umgekehrt : mütterliche Zuwendung gibt Genorte frei durch Entfernen der Methylgruppen. So wächst das Gehirn von Geburt an (vgl. Gerhardt „Why love matters. How affection (Liebe) shapes a baby's brain, 2004, in deutscher Übersetzung 2006, Bauer 2007).

Ohne Zweifel gehören i.w.S. zu den Umweltfaktoren bei Brustkrebsfällen auch lebensgeschichtliche Besonderheiten wie z.B. Trennungen vom Partner, den Kindern, dem Arbeitsplatz, erlebte eigene Kindheit, evtl. neurotische Erkrankung. Dies sollte bekannt von den Fällen sein, deren genetische Disposition sich verwirklichte mit Eintreten der Tumorerkrankung und genauso von den Fällen, bei denen es nicht zutraf. Und erst recht gilt das für Fälle mit nachgewiesener BRCA I oder II Mutation. Der Vergleich dieser Kollektive wäre sicherlich enorm aufschlussreich.

M.E. greift es zu kurz, wenn den Genträgerinnen zur Vermeidung einer Brustkrebserkrankung die operative Entfernung der gesunden Brustdrüsen und der Eierstöcke angeboten wird. Ovarialkrebs wurde in der hier vorgelegten Darstellung nicht thematisiert.

Die bio-psycho-soziale oder psychosomatische Sicht des Brustkrebses der Frau

Die bisherigen Ausführungen wollten zeigen, Gene steuern nicht nur, sie werden auch gesteuert. Sie unterliegen Einflüssen von außen, die ihre Aktivität regulieren. Gene sind mit einem Konzertflügel verglichen worden. Das Instrument allein macht noch keine Musik. Es muss von jemanden gespielt werden. Wer aber spielt auf den Genen, wer beeinflusst den Kreislauf und die Konzentration von genwirksamen Stoffen im Zytoplasma der Zellen ? (vgl. Bauer 2002).

Die Antwort ist – auch sie selbst. Das hat der Psychotherapeut Joachim Bauer in seinem Buch „Das Gedächtnis der Körpers, wie Beziehungen und Lebensstile unsere Gene steuern" (2002) dargelegt. Wir wissen demnach heute wissenschaftlich verbindlich, zwischenmenschliche Beziehungen beeinflussen körperliche Abläufe bis hin zur Genregulation. Wie der geniale kanadische Forscher Meaney (in Bauer 2002 und 2007) zeigte, schützt eine intensive mütterliche Zuwendung zum Säugling dessen Stressgene im Erwachsenenalter vor Überreaktionen. Ich habe in mehreren, jahrelangen Einzelpsychotherapien junger brustkrebskranker Frauen die Einsicht gewonnen, dass die Bemutterung in der Frühkindheit bei diesen Frauen desaströs war.

Das hängt damit zusammen, dass in der frühen Kindheit Nervenzellnetzwerke angelegt werden, die eine spätere realistische und zutreffende Einschätzung der Umwelt = der Mitmenschen ermöglichen und damit eine bestimmte Beziehungsgestaltung erlauben, die dem eigenen Wohlbefinden zuträglich ist und umgekehrt. Damit wird Konfliktlösungsverhalten erleichtert. Erschwert wird es, wenn frühe Beziehungserfahrung Lieblosigkeit, Vernachlässigung, Respektlosigkeit, Misshandlung oder gar Gewalt war. Für viele Brustkrebspatientinnen trifft das nach meiner Erfahrung und Kenntnis der Literatur zu. Oft haben sie auch einen Elternteil durch Tod oder Trennung in frühen Kinderjahren verloren.

Ohne auf die Ergebnisse der Nobelpreisträger St. Cohen (USA) und R. Levi-Montalcini (für ihre Entdeckung des Nervenwachstumsfaktors, Nobelpreis 1986) ausführlich einzugehen, sei gesagt : mit den fünf Sinnen aufgenommene und erlebte (!) zwischenmenschliche Situationen werden ständig während des Heranwachsens und später in biologische Signale umgewandelt mit den gleichartigen Signalen im eigenen Gefühlsspeicher, dem limbischen System verglichen. Das Ergebnis hat einen ganz massiven Einfluss auf die Bereitstellung von Transskriptionsfaktoren für den genetischen Kode und erklärt, warum seelische Erlebnisse in sehr kurzer Zeit zahlreiche Gene an- und abschalten können.

So leben viele Brustkrebspatientinnen schon vor ihrer Erkrankung in einer Angststimmung. Angst ist die Vorwegnahme verminderter Wertschätzung durch bedeutsame Beziehungspersonen etwa den Ehemann oder Partner, die Eltern, die Kinder, den Arbeitgeber. Panik entsteht, wenn etwas zerstört wird, worauf man zuvor fest vertraut hat also etwa die Dauer einer Ehe- oder partnerschaftlichen Beziehung. Da auch Brustkrebspatientinnen oft eine schlimme Kindheit mit ähnlichen Verlusterlebnissen hatten, wird die panische Situation, der ein Kleinkind nicht entrinnen konnte, wiederbelebt mit den bekannten Gefühlen der Ohnmacht und Hilflosigkeit. Und die Betreffende möchte sich aufgeben. Die grenzenlos erlebte Verzweiflung kann in die Psychose oder Organkrankheit münden (Definitionen vgl. in Rattner 199, pg. 143 und 172).

Der Anteil von Krebspatienten, die an einer klinisch signifikanten seelischen Störung leiden, wird im Mittel auf über 40 % der Fälle angegeben... bereits vor der Diagnose lässt sich bei Krebserkrankten eine erhöhte Depressionsrate nachweisen... auch belastende Lebensereignisse in den Jahren V O R Auftreten der Erkrankung finden sich bei Frauen mit einer bösartigen Erkrankung häufiger (Bauer, Seelische Gesundheit und Krebserkrankungen, Ausdruck aus dem Internet vom 25.3.2007, pg.1-2).

Erwähnt werden soll auch der „Hormonskandal der Gynäkologen", die Tatsache, dass mit Verordnung von sog. kombinierten Hormonpräparaten zur Behandlung postmenopausaler Beschwerden, die oestrogene und gestagene Wirksubstanzen enthielten, vermehrt Brustkrebsfälle auftraten. Dazu gibt es eine bis heute kritische Diskussion in der wissenschaftlichen Literatur (z.B. Zylka-Menhorn, 2007, Mueck und Wallwiener, 2007). Sie dürfen nunmehr nur kurzzeitig und nicht mehr wie früher viele Jahre lang angewendet werden.

Dazu ist festzustellen : es handelt sich um von außen kommende Einflüsse, denn Hormone wirken auf und durch das Genom der Zellen. In diesen Studien werden psychosomatisch wirksame Lebensereignisse etwa Scheidung vom Partner, Tod eines Kindes oder Elternteils u.a.m. gar nicht berücksichtigt. Diese Sichtweise bildet die Lebenswirklichkeit der Frauen gar nicht ab und kann deshalb die Ergebnisse verfälschen. So könnten Hormonpräparate nur bei den Frauen eine Gefährdung bedeuten, die in Lebenskrisen stehen oder standen. Für die anderen ist die Einnahme gefahrlos.

Auch kenne ich keine Studie über die Erhöhung oder Verringerung des Brustkrebsrisikos bei BRCA I und II Mutationsträgerinnen, die gleichzeitig eine Hormontherapie in der Prä- oder Postmenopause durchführen. Da diese Patientinnen oft jünger als 50 Jahre sind, müssten auch Angaben über die Einnahme von Ovulationshemmern (Antibabypillen) vorliegen.

Neurobiologische Grundlagen der psychosomatischen Betrachtungsweise

Die Nervenzellnetzwerke der Hirnrinde und des limbischen Systems im Hirnstamm bewerten laufend zwischenmenschliche Ereignisse und Erlebnisse. Dafür ist das Zentrum für emotionale Intelligenz, das limbische System in besonderer Weise zuständig (Mandelkerne/Amygdala). Gefahrensituationen führen zur Aktivierung von Genen in den Alarmzentren des Gehirns, im Hirnstamm und Hypothalamus. Bei Angst und Gefahr etwa werden Tyrosin-Hydroxylase-Gene aktiviert, deren Proteine den Alarmbotenstoff Noradrenalin bereitstellen. Dies wiederum kurbelt im ganzen Körper weitere Gene an.

Bauer (2002) beschreibt, wie der Hypothalamus bei Gefahr das Stressgen CHR (kortikotropes-releasing-hormon Gen) aktiviert. Dessen Protein lässt in der Hypophyse u.a. die Produktion von POMC (Propiomelanokortin) in Gang kommen, das wiederum ACTH (adrenokortikotropes Hormon) bereitstellt. Dies veranlasst die Nebennieren zur Bildung von Kortisol.

Dieser Ablauf beim Wahrnehmen von realer oder fantasierter Gefahr äußerer und/oder innerer Stresssituationen bis zur Aufregulation des CHR-Gens mit der Folge des Kortisolanstiegs dauert nur wenige Minuten. Die Wirkung auf Blutdruck, Puls, Atemfrequenz etc. wird hier nicht weiter beschrieben, weil sie das vermutlich aus eigener Erfahrung kennen.

Umgekehrt aktivieren positive anregende äußere Situationen etwa angenehmer Unterricht, Freundschaft, Zärtlichkeit u.a. kein Panikorchester an Genen sondern vielmehr die, deren Proteine z.b. Wachstumsfaktoren im Gehirn bereitstellen mit der Folge einer Funktionserhöhung der Nervenzellen, einer Erhöhung ihrer Synapsenzahl. Man lernt etwas dazu, speichert angenehme emotionale Erfahrungen.

Bauer (2002) stellt die Aktivierung des CHR-Gens als Paradebeispiel für den Einfluss zwischenmenschlicher Beziehungen auf unsere Gene dar !

Seelische Belastungen, Stress wirken sich auch besonders auf die Gene des Immunsystems aus. Hier ist in den letzten zwanzig Jahren ein neues Forschungsgebiet, die Psycho-Neuro-Immunologie entstanden. Das Stresshormon Kortisol blockiert Gene, die Immunbotenstoffe wie Interleukine und den Tumornekrosefaktor freisetzen. Deshalb ist z.b. bei seelisch belasteten Menschen auch die Wundheilung verzögert.

Die neurobiologische Forschung konnte zeigen, dass bisherige Erfahrungen des mitmenschlichen Miteinanders und Muster der aktuellen Beziehung in den Nervenzellnetzwerken des Gehirns gespeichert werden. Dies beginnt bereits kurz nach der Geburt. Der Austausch von Signalen in Form der Stimme, der Mimik und Gestik, des Geruchs der Muttermilch z.B. mit der dargebotenen Brust, der Berührung führen zu einer emotionalen Vertrautheit, die als Bonding (Bindung) beschrieben wurde (vgl. in Sachs 2006 u. 2007). Nach nur wenigen Begegnungen kann deshalb der Säugling seine Mutter von anderen Personen unterscheiden und umgekehrt die Mutter erkennt ihren Säugling an seinem Schrei und seinem Geruch, seinen Bewegungen etc..

Diese Lernvorgänge beschreibt aktuell z.B. Bergmann für Laien (2007) und zentriert auf hyperaktive Kinder, die das eben nicht erlebt haben, und ihr personales Zentrum nicht aufbauen konnten. Das Abspeichern erfolgt nicht allein in den Mandelkernen sondern wird auch durch so genannte Spiegel-Neurone (Spiegel-Nervenzellen) im Gehirn zur Reproduktion festgehalten. Der Säugling versucht mit ihrer Hilfe Laute nachzuahmen oder Mimik (vgl. Bauer 2006).

Vor allen Dingen für Gefühle gibt es im limbischen System Spiegel-Neurone. Sie ermöglichen, die Erfahrung emotionaler Anteilnahme, von Mitgefühl in

Nervenzellnetzwerken des Gehirns abzulegen. Die fantastische genetische Ausstattung des Säuglings ist gleichsam praktisch wertlos, wenn es keine Umwelt und keine zwischenmenschlichen Beziehungen gibt im Erleben, die den genetischen Apparat aktivieren.

Fehlende Beziehungen zu einer Mutter, ersatzlose Trennung von der Mutter im Kleinstkindalter (man erkennt wie brisant und fehlerhaft die Diskussion um die Krippenerziehung unter Dreijähriger ist) aus welchen Gründen auch immer hat eine Reizverarmung für das Neugeborene oder Kleinkind zur Folge, die zu schweren seelischen Entwicklungsstörungen, einem nachweisbaren Verlust von Nervenzellen im Gehirn und einer Degeneration von Nervenzellfortsätzen bis hin zum Synapsenverlust führt. Zum Beleg hierzu zitiert Bauer -2002- die Arbeiten vor. Rizzolatti und Poeggel, Braun, Gould, Ichikawa, Stuble u.a..

Zusammengefasst kann man sagen : die frühen Erfahrungen eines Säuglings und Kleinkindes mit seiner Mutter haben biologische Langzeitfolgen bis hin zum Umgang mit Angst und Paniksituation wie oben geschildert.

Das psychogene Risikoprofil von Brustkrebskranken

Was hat das mit Brustkrebspatientinnen zu tun ? Brustkrebspatientinnen – es gibt über sie eine mehr als 100 Jahre alte fortlaufende Folge psychosomatischer wissenschaftlicher Arbeiten – waren in diesen Studien immer wieder als depressiv und hilflos beschrieben worden, und zwar oft schon viele Monate vor der Erkrankung. Bei vielen von ihnen fanden sich Verlusterlebnisse in der frühen Kindheit wie Tod eines Elternteils, Scheidung der Eltern, andere Trennungserlebnisse durch Krankenhaus- oder Heimaufenthalte. Die Depressionsforschung hat gefunden, dass aktuelle ähnliche Belastungserlebnisse wie Trennung vom Partner, Tod eines Kindes, Tod der Eltern, Tod des Partners usf., allgemein gesagt Stress, zunächst einmal im Hirnstamm, speziell in den Mandelkernen (paariges Organ) abgeglichen werden mit eigenen, früheren Erfahrungen.

Solche und andere Konflikte können von den meisten Menschen ohne lang anhaltende Depressionen bewältigt werden. Für eine bestimmte Menschengruppe stellen aber solche Ereignisse eine Dauerbelastung dar, die sie innerhalb einer überschaubaren Zeit von z.B. einem Jahr, nicht „abtrauern" können. Sie werden damit nicht fertig wie man sagt. Sie können nicht trauern, sie werden depressiv. Das sind Menschen/Frauen mit einschlägigen individuellen schlechten Erfahrungen in der Frühkindheit.

Mobilisiert eine aktuelle oder chronische Stresssituation des Erwachsenen im Hirnstamm Gefühle der Hilflosigkeit, Verzweiflung, Angst, die aus einer früheren Lebenszeit stammen, in der man sich noch nicht selbst helfen oder davonlaufen konnte, dann kommt es zu panikartiger Alarmreaktion wie beschrieben Panik= entsteht wenn etwas zerstört wird, worauf man/Frau bis dahin fest vertraut hat etwa eine mitmenschliche Beziehung.

Zunächst führt die damit verbundene Genaktivierung zu der oben skizzierten Nebennieren-Stress-Reaktion. Wissenswert ist, dass dabei zuviel produzierte Kortisol blockiert nachhaltig das Immunsystem mit der Folge, es werden weniger Interleukine und Tumornekrosefaktoren bereitgestellt und auch die Zytokine werden ebenso wie die Natural-Killer-Zellen in geringerem Maße bereitgestellt. Die Effektivität des Immunsystems, das auch für die Tumorzellabwehr mit zuständig ist, wird auf zu 50 % verringert.

Diese Abläufe sind wahrscheinlich mit eine hinreichende Vorbereitung zum Entstehen einer Tumorerkrankung, weil die immunologische Tumorzellabwehr stark beeinträchtigt ist (vgl. Nobelpreis an J. K. Jerne, Großbritannien, 1984, für seine Arbeiten über den spezifischen Aufbau und die Steuerung des Immunsystems).

Was folgt daraus : wenn sie in eine Konflikt- oder Stresssituation z.B. vor oder nach einer Scheidung geraten, die sie als ausweglos e r l e b e n , dann holen sie sich gesprächspsychotherapeutische Hilfe, damit sie nicht unbewusst eine Krankheit als Lösung oder Antwort auf eine/ihre (neue, andere) Lebenssituation wählen müssen.

Batt (1994), Journalistin, die Mitte dreißig selbst an Brustkrebs erkrankte, resümiert am Ende des Kapitels „Herdity, Gen hunters" ihres hervorragenden Brustkrebsbuches : „Genetische Therapien (die auf dem gewonnenen Wissen über die Brustkrebsgene aufbauen) verstärken die (zu) enge Sicht dieser Erkrankung als ein bio-medizinisches Problem. Aber die Biologie bestimmt nicht allein das Schicksal der Frauen mit dem Brustkrebsgen. Wenn wir auf die Brustkrebsgene fokussieren, dann lenken wir unsere Aufmerksamkeit und unsere (Geld-) Mittel davon ab, die Wurzeln dieser Erkrankung in unserer Kultur (Lebensweise,

Kindererziehung hinzugefügt) zu suchen". Vgl. dazu auch Fischl und Feiertag 2005, Wirtschaftsfaktor Brustkrebs.

Das Buch von Frau Batt heißt : „Patient no more, the politics of breast cancer" (1994) und zeigt die gesundheitspolitische Dimension dieser Erkrankung.

M.E. hat die Autorin Recht. Vielleicht ist der Gentest sogar weitgehend überflüssig. Auf keinen Fall gibt es eine ausreichende Begründung für die präventive Maßnahme einer operativen Entfernung beider gesunder Brustdrüsen einer Frau mit nachgewiesenen BRCA-Genen ohne ausführliche Abklärung des psychosomatischen, i.e. lebensgeschichtlichem Profil der Betroffenen. Dies habe ich in den einschlägig naturwissenschaftl chen Arbeiten vermisst. Das ist die Kategorie (Erkenntnisform) des Menschlichen, des Humanen. Sie aber ist Teil der Würde von uns allen und laut § 1 unseres Grundgesetzes unantastbar.

Der 105. Deutsche Ärztetag in Rostock (28.- 31.5.2002) hat unter Tagungsordnungspunkt II, Individualisierung und Stand der Medizin, gefordert, dass psychische, soziale und psychosomatische Faktoren bei Entstehung und Behandlung chronischer Krankheiten, darunter Brustkrebs, ausreichend berücksichtigt werden und psychotherapeutische Kompetenz mit einfließen soll (vgl. z.E. in Sachs 2003, pg. 176).

Speziell den Frauenärzten wird aber die psychosomatisch-psychotherapeutische Tätigkeit via Honorarpolitik der kassenärztlichen Vereinigungen so schlecht bezahlt, dass ein Erbringen dieser Gesprächsleistungen in der ärztlichen Praxis Verdienstausfall und konkrete Geldeinbuße bedeutet (vgl. Schumann 2006, pg. 998 ff.). Eine Art Verhaltenstherapie für Kassenärzte, um ein politisches Credo durchzusetzen.

Deshalb ist es eigentlich (nicht ?) überraschend, wenn immer wieder aufs Neue auch in anderen Fachbereichen versucht wird, die psychosomatische (Mit-) Pathogenese verschiedener Erkrankungen völlig auszublenden, obwohl Psychosomatik heute auch zum Lehrplan der Medizinstudenten und bei den Frauenärzten sogar zur Facharztausbildung gehört.

So konnte die Leser der Tageszeitung Lübecker Nachrichten am 20.4.2006 auf der ersten Seite dieser Zeitung groß aufgemacht z.B. lesen : 10 Millionen Euro für die Suche nach den

Infarktgenen , das weltweit größte Projekt zur Vererbung (!) des Herzinfarktrisikos wird von der Uni Lübeck geleitet und trägt den Namen „Cardiogenics". Es wird für vier Jahre von der EU finanziert. Im Text steht dann : von den 10 Millionen aus der EU-Kasse für das Gesamtprojekt fließt gut ein Drittel nach Lübeck. Garniert ist der Artikel mit dem Foto sechs strahlender junger Ärzte und ihren beiden Forschungsgruppenleitern (Hollinde 2006).

Nun weiß auch der Laie, Herzinfarkte sind eine typische psychosomatische Erkrankung, sie wird landläufig als Managerkrankheit bezeichnet (vgl. Kollenbaum u. Meyer in Jores, 1996, pg. 202 ff.). Was heißt das ? Erlebt haben diese Menschen in ihrer Frühkindheit einen Mangel an Sicherheit, Fürsorge und Geborgenheit, es herrschte Willkür, Enttäuschungen und Kränkungen vor. Die Kompensation, die im späteren Erwachsenenleben gelebt wird, sind äußerer Erfolg z.b. im Beruf, Besitz, Macht, die allesamt davor schützen sollen, dass sich eine solche Erfahrung wiederholt.

Diese „Sicherheiten" sind aber in vielen Fällen nur bei vermeintlich immer höherem Arbeitseinsatz zu haben (sog. Hamsterrad-Phänomen). Das bedeutet, manche der so Strukturierten arbeiten sich im wahrsten Sinn zu Tode. Dabei symbolisiert das Herz (der Herztod) gerade das, was ihnen gefehlt hat und wonach sie sich im tiefsten Grund sehnen-Liebe. Sie hat ihnen im Kleinstkindalter gefehlt. Das wurde verdrängt.

Effektive Prävention wäre Aufklärung über Wachstum seelischer Strukturen in den ersten drei Lebensjahren und danach wie das schlagwortartig Frau Gerhardt (Psychoanalytikerin und Psychotherapeutin) betont wenn sie fordert : „We need to invest in early parenting" (Gerhardt 2004, 2006).

Die Erkrankten sollten ihre Krankheit umfassend verstehen, um ihren Lebensstil zu ändern und Risikofaktoren zu meiden referiert Frau Zylka-Menhorn Vorträge vom Europäischen Kardiologenkongress in Wien 2007 im Deutschen Ärzteblatt.

Auf derselben Linie liegen Forschungen, die den Alkoholismus als Erbkrankheit typisieren wollen (NN 2006). Alkoholsucht liegt in den Genen, teilt DIE WELT ihren Lesern z.B. am 27.4.2007 auf der Titelseite und pg. 31 mit. Extrem verkürzt gesagt, ich nehme Fülle und persönliche innere Sicherheit – darunter die Fähigkeit zum Alleinsein und Miteinandersein – mit ins Leben, wenn ich in meinen ersten drei bis vier Lebensjahren liebevoll bemuttert bzw.

beeltert wurde. Wenn beide Eltern tüchtig versagt haben, dann bleibt in mir ein abgrundtiefes LEEREGEFÜHL zurück, eine große Frage nach wer bin ich eigentlich und welchen Sinn hat mein Leben. Diese Leere musst gefüllt werden, z.B. mit Arbeit (workoholics), mit ständigen Reisen (Ausflüchte), mit Alkohol, mit Rauchen (Nikotinsucht), mit Drogen usf.. Auch hier kommt man letztlich zu der Erkenntnis, liebevolle Eltern sind die beste (vorbeugende) Medizin.

Ebenso wurde die Schizophrenie als Erbkrankheit benannt. Spätestens seit dem Erscheinen von J. Foudraine's Buch „Wer ist aus Holz? Neue Wege der Psychiatrie" (1971) wissen wir aber, dass diese Krankheit „Lautsprecher einer Familientragödie" ist und das Fehlverhalten der Erziehungspersonen widerspiegelt, das in die Krankheit führt (die schizophrenogene Mutter).

Foudraine zitiert den amerikanischen Psychiater Szasz, der in seinen Schriften u.a. festgestellt hat, „in der heutigen Entwicklungsphase der Menschheit dürfen wir die wirklichen Probleme (der Menschheit) und unsere Verantwortung dafür keinesfalls unter dem Schleier der Geisteskrankheit vernebeln...die Diagnose Schizophrenie leugnet, dass menschliche Irreführung durch nahe Bezugspersonen diese Verhaltens- und Erlebnisform annehmen kann".

Bauer (2007, pg. 62 f) schreibt zu Beeinflussung der Genregulation durch mütterliche Zuwendung, dass ein Staat, der Eltern nicht die ausreichende Möglichkeit einräumt, sich in der frühen Lebensphase ihrer Kinder intensiv um diese zu kümmern, später dafür einen hohen Preis dafür zahlt in Form einer Zunahme psychischer (und körperlicher/psychosomatischer) Erkrankungen, gleichartig äußern sich Gerhardt 2004, 2006 und Brazelton (amerikan. Emeritus für Kinderheilkunde, Havard University) zitiert in Sachs 2006).

Bowlby, der Begründer der Bindungstheorie, sah das so : die Leute rauchen, sie sollten es nicht tun. Ich denke, in zwanzig Jahren wird das so sein. Ab 1.9.2007 ist z.B. in Deutschland das Rauchen praktisch verboten. Und so käme es wahrscheinlich auch zu einem Bewußtseinswandel hinsichtlich der Kleinstkinderziehung meinte er : in den ersten drei Lebensjahren darf man Eltern und Kinder möglichst nicht trennen, das würde gelebte und erlebte Norm in den Familien. Wie diese Leitidee praktikabel gemacht wird, ist eine andere Frage.

Zusammenfassung

Den Artikel von Frau Wagemann, Ausgangspunkt für diese Darlegungen, empfinde ich als Täuschung. Gene übertragen ihre Informationen aus dem Zellkern mittels Botenstoffen (RNS) zu den Ribosomen des Zellplasmas, in denen die Synthese von Proteinen (Hormonen, Enzymen) erfolgt. Die Arbeitsweise der Gene wird durch Kontrollgene verändert, die sie an- und abschalten, regulieren. Dieses An- und Abschalten erfolgt außerdem aus dem Zytoplasma auf vielfältige Weise z.B. durch Änderungen der Konzentration gebildeter Substrate, durch Mechanismen der RNA-Interferenz u.a.m.. Diese Vorgänge nennt man Genregulation. Ob Mutationen, Veränderungen im Text der DNS, Desoxyribonukleinsäure, wirksam werden können oder nicht, hängt entscheidend hiervon ab. Bauer (2002) formuliert deshalb: „**Das Geheimnis der Gesundheit und Krankheit liegt weniger im Text der Gene als vielmehr in der Regulation ihrer Aktivität**".

Nur bestenfalls 5 % der Brustkrebspatientinnen haben Abweichungen im Text der DNS, die Mutationen BRCA 1 und 2 auf den Chromosomen 13 und 17. Daraus folgt, der Umweltfaktor ist in 95 % der Krebsfälle ausschlaggebend. Dieser Prozentsatz ist sogar noch höher, weil keineswegs 100 % der Genträgerinnen, von denen die Mehrzahl jünger als 50 Jahre alt ist, an Brustkrebs erkranken. Das spricht dafür, Brustkrebsgene sind keine house-keeping-genes wie die für den Knochenbau, den Stoffwechsel oder etwa die Körpertemperatur , die ständig aktiv sind, sondern sie werden reguliert. D.h. aber, sie sind von Umwelteinflüssen abhängig.

Die bio-psycho-soziale Betrachtung der Brustkrebserkrankung ist Teil der psychosomatischen Medizin. Sie ist heute Lehrfach an den Universitäten und für Frauenärzte auch Teil des Facharztkurrikulums. Diese Sichtweise behauptet, frühkindliche Erziehung schafft Verhaltens- und Erlebnismuster, die in späteren Lebenskonflikten z. B. bei Scheidungen und Tod von Angehörigen von größter Bedeutung sind. Eine sichere, fürsorgliche frühkindliche Erziehung führt zum Erwerb von Resilienz, psychischer Widerstandsfähigkeit (in Krisen), und innerseelischer Kohärenz.

Diese fehlt häufig Brustkrebspatientinnen. Sie leben oft in ständiger Angst = Vorwegnahme verminderter Wertschätzung durch wichtige Beziehungspersonen und geraten bei deren Verlust in Panik = es wird etwas zerstört worauf man fest vertraut hat. Solche Paniken werden (unbewusst) beantwortet mit dem Ausweichen in eine Psychose oder eine organische

Krankheit (Organpsychose), darunter Brustkrebs. Dies deshalb, weil Brüste Organe der mitmenschlichen Beziehung sind. Die Organwahl ist auch hier kein Zufall.

Lässt man die aktuellen Lebensbezüge wie Beruf, Partnerschaft, Kindheit, Konfliktlösungsverhalten u.a. m. außer Acht und fokussiert nur auf Gene, wird den betroffenen Frauen Gewalt angetan, wenn bei nachgewiesenen BRCA 1 und 2 Mutationen (sog. klares Testergebnis) als Therapie z.B. die operative Entfernung beider gesunder Brustdrüsen empfohlen wird. Angesichts unseres Wissens über die multifaktorielle Regulation der Gene ist das nicht länger nachvollziehbar zu begründen ! Die psychosomatischen Besonderheiten des Einzelfalles mit einzubeziehen ist heute „State of the art". Die Ausbildung der Ärzte und ihr Therapieverhalten wird dem erst zögernd gerecht.

Verwendete und weiterführende Literatur

Bahnsen, U. – Das TB des Lebens in : DIE ZEIT v. 14.6.2006, pg. 34-35

Batt, Sh. – Patient no more. The Politics of Breast Cancer. Scarlett Press, London, 1994

Bauer, J. – Das Gedächtnis des Körpers. Wie Beziehungen und Lebensstile unsere Gene steuern. Eichborn Verlag, Frankfurt / M, 2002

Bauer, J. – Warum ich fühle wie Du fühlst. Hoffmann & Campe, Hamburg, 2006

Bauer, J. – Unser flexibles Erbe. Gehirn und Geist 9, 2007, 58 – 65

Bauer, J. – Seelische Gesundheit und Krebserkrankungen : psychosomatische Einflüsse auf Entstehung und Verlauf von Krebserkrankungen durch depressive Erkrankungen. http://www.psychotherapie-prof-bauer.de/inhaltsverzeichnis.htm

Bergmann, W. – Verloren in Symbolen. Warum hyperaktive Kinder sich Gespräche oft nicht merken können. Frankfurter Rundschau (FR) v. 27.8.2007, Nr. 198, pg. 12 Wissen u. Bildung

Eberhard-Metzger, Cl.- Die Gene. Tessloff Verlag Nürnberg, 2001

Elbashir, S.M., Harborth, J., Lendecke, W., Yalcin, A., Weber, K., Tuschl, Th. : Duplexes of 21- nuceotide RNAs mediate RNA interference in mammalian cell culture. Nature 411, 2001, 494-498

Fischer, E.P. – Über das Unternehmen Wissenschaft I und II, Piper Verlag München, 1997. Bearbeitete Teilausgaben von „Aristoteles, Einstein &Co", Piper Verlag München, 1995

Fischl, F., Feiertag, A. – Wirtschaftsfaktor Brustkrebs, werden Frauen und ihre Ängste instrumentalisiert ? Springer Verlag Wien, New York, 2005

Foudraine, J. – Wer ist aus Holz ? Neue Wege der Psychiatrie. Piper Verlag München, 1971

Gerhardt, S. – Die Kraft der Elternliebe. Wie Zuwendung das kindliche Gehirn prägt. Patmos Verlag i. Walter Verlag, Düsseldorf 2006, deutsche Übersetzung von „Why love matters. How Affection shapes a baby's brain", Brunner-Routledge, Hove and New York, 2004

Gigerenzer, G. – Das Einmaleins der Skepsis. Über den richtigen Umgang mit Zahlen und Risiken. Berlin Verlag Berlin, 2002

Grolle, H.- Herausgeber für das deutsche Hygiene Museum München : Evolution – Wege des Lebens. Deutsche Verlags-Anstalt München, 2005

Grolle, J.- Darwins Werk, Gottes Beitrag u.a. über die Demontage der modernen Evolutionsbiologie. Der Spiegel Nr. 52, 2005, pg. 136-147

Grolle, J., Blech, J. – Interview mit D. Dennett über Darwins umstürzlerische Idee, den Ursprung der Seele und die Vertreibung Gottes durch die Naturwissenschaft. Der Spiegel Nr. 52, 2005, pg. 148-150

Hollinde, M. – 10 Millionen Euro für die Suche nach den Infarktgenen. Lübecker Nachrichten v. 20.4.2006, Titelseite u. pg.6. Weltweit größtes Projekt zur Vererbung des Herzinfarktrisikos trägt den Namen „Cardiogenics" u. wird für vier Jahre von der EU finanziert.http ://www.inncvations-report. De/specials/prina.php?id=2877

Jänicke, F. – Mortalitäts-Schlusslicht in Europa. Onkologe Jänicke fordert qualitätsgesicherte Behandlung. Gynäkologische Nachrichten, Zeitung für Frauenheilkunde 04/2004, Titelseite

Jores, A. – Praktische Psychosomatik. Einführung in die psychosomatische und psychotherapeutische Medizin, herausgegeben v. A-E. Meyer, H. Freyberger, M. v. Kerekjarto, R. Liedtke, H. Speidel, Huber Verlag, 1996, darin : „Koronare Herzkrankheit und Herzinfarkt" v. V-E. Kollenbaum u. W. Meyer, pg. 202-212

Karberg, S. – Ziemlich verrückt. Vor zehn Jahren hatten Andrew Fire und Craig Mello eine unerhörte Idee. Es war der Anfang einer Revolution in der Genetik, die mit dem Nobelpreis noch nicht zu Ende ist. ZEIT online v. 3.10.2006, http://www.zeit.de/online/2006/40/nobelpreis-medizin-geschichte?page=all

Katalinic, A., Bartel, C. – Epidemiologie Mammakarzinom. www.ike.uni-luebeck.de, Stand März 2006; vgl. auch Krebs in Schleswig-Holstein, Veröffentlichung des Krebsregister Schleswig-Holstein, www.krebsregister-sh.de, Band 5 – Inzidenz und Mortalität im Jahr 2003

Kennerknecht, I. – Nichtceterminiertheit der Gene. In : Gentherapie statt Psychotherapie? Kein Abschied vom Sozialen. Dgvt Verlag Tübingen, 2004

Kiechle, M. Schmutzler, R.K., Beckmann, M.W. – Prävention : Familiäres Mamma- und Ovarialkarzinom. Dtsch. Äerztebl. 99, 2002, Heft 20 v. 17.5.2002, A -1372-1378 oder http://www.aerzteblatt.de/v4/archiv/artikel.asp?id=31632

McClintock, B. – Barbara McClintock und die springenden Gene. http://www.netzzeitung.de/genundmensch/serie/pioniere/129762.html ; Vgl. auch www.fembio.org/frauen-biographie/barbara-mcclintock.shtml

Meijers-Heiboer, H. et al. – Breast cancer after prophylactic bilateral mastectomy in women with a BRCA 1 or BRCA 2 mutation. N(ew) Engl(and) J(ournal) of M(edicine) 345, 2001, 159-164

Mueck, A. O., Wallwiener, D. – Brustkrebsrate und HRT-Verordnungen : differierende Daten aus den USA und Europa. Frauenarzt 48, 2007, Nr. 9, 812-817

Mühlhauser, I. – Mammographie-Screening - informierte Entscheidung statt verzerrter Information. In : F. Koppelin, R. Müller, A. Keil, U. Hauffe Herausgeber von : „Die Kontroverse um die Brustkrebsfrüherkennung", Huber Verlag, Programmbereich Gesundheit, Bern, 2001

Nüsslein-Volhard, Chr., in : http://www.wikipedia.org/wiki/Christiane_N%C%BCsslein-Volhard

NN – Alkoholismus als Erbkrankheit. Neue Studie : Trinkverhalten ist genetisch festgelegt. Alkoholsucht liegt in den Genen. DIE WELT v. 27.4.2006, Titelseite u. pg.31. Vgl. www.ngfn.de

NN – Datenbank Genfunktionen. Dtsch. Aerztebl. 101, 2004, Heft 19, A 1296

NN – Erkrankheit. http://de.wikipedia.org/wiki/Erbkrankheit. Erstellt 2.2.2007, Ausdruck vom 28.8.2007

NN – Im Brennpunkt. Archiv.11/05 Erbliche Veranlagung. Die Gene BRCA 1 und BRCA 2 http://www.mammakarzinom.de/deutsch/Im%20Brennpunkt/Archiv/11_05%20Erbli...

NN – Internet-Links zu betrifft - Brust, das aktive Netz aus Schleswig-Holstein für alle Frauen. http://www.betrifft-brust.de/cms/front_content.php?idcat=17 und http://www.betrifft-brust.de/cms/front_content.php?idcat=2 und 18 und 3 und content.php ohne Zufügung Zahl

NN – Medizin-Nobelpreis für Genforscher. LN/Lübecker Nachrichten v. 4.10.2006, pg. 10

NN - Methodischer Durchbruch in der Gentechnologie : Gene gezielt abschaltbar. http://www.innovations-report.de/specials/prinat.php?id=2877

NN – Vorsorge – Brustkrebs : Familiärer Brustkrebs und prophylaktische Mastektomie bei Frauen mit Mutationen von BRCA 1 oder BRCA 2.http://.medknowledge.de/abstract/med/med2002/02-2002-6-brustkrebs.htm

NN – Wissen im WDR. Forschung zum Beginn des Lebens. Christiane Nüsslein-Volhard, Nobelpreis für Medizin 1995. http://www.lernzeit.de/sendung.phtml?detail=363503

NN –Mastektomie http://aerteblatt.de/v4/archiv/treffer.asp=archivSchlagwort1=Mastektomie

NN zu Nobelpreisen – http://www.paetec.de/verlag/ratgeber/nobelpreist4.htm und http:://www.net-lexikon.de/Liste-der-Nobelpreistraeger-fuer-Physiologie-oder Medizin.h...

Nüsslein-Volhard, Chr.- Das Werden des Lebens, wie Gene die Entwicklung steuern. Dtv TB 34320, Reihe Wissen, dtv-Verlag München, 2006

Nüsslein-Volhard, Chr.- Von Genen und Embryonen. Reclam jun. Verlag Stuttgart, 2004

Rattner, J. – Psychologie der zwischenmenschlichen Beziehungen. Bechtermünz Verlag, genehmigte Lizenzausgabe für Weltbildverlag Augsburg, 1999

RKI (Robert-Koch-Institut) – zusammen mit statistisches Bundesamt, Gesundheitsberichterstattung des Bundes. Heft 25, Mai 2005, Themenschwerpunkt Brustkrebs. Autoren – K. Giersiepen, C. Heitmann, K. Janhsen, C. Lange

RKI und Arbeitsgemeinschaft bevölkerungsbezogener Krebsregister in Deutschland : Krebs in Deutschland, Häufigkeiten und Trends, 2. aktualisierte Ausgabe Dezember 1999, Autoren W.U. Batzler, D. Schön, C. Baumgardt-Elms, J. Schüz, B. Eisinger, Chr. Stegmaier, M. Lehnert. http://rki.de/Krebs

Sachs, H. – Brustkrebs, Somatik, Psychosomatik, Selbsthilfe, Prävention. akademos Verlag Hamburg 2003, 1-559

Sachs, H. – Mutterliebe und Stillen – das schönste Geschenk. http://www.grin.com/de/preview/7433.html, Vortragstext v. d. Fachtagung des BDL am 28.4.2007 in Fulda, pg. 1-26

Sachs, H.- Mutterliebe – das schönste Geschenk. Informationen für working mums/parents. agenda Verlag Münster 2006, 1- 524

Scholten, B. – Die Ergebnisse der Humangenetik – eine Herausforderung an die klinische Psychologie. In : Gentherapie statt Psychotherapie? Kein Abschied vom Sozialen. DGVT (Deutsche Gesellschaft für Verhaltenstherapie) Verlag,Tübingen, 2004

Schumann, Cl. – Bedarf vorhanden, Kompetenz erworben – Honorierung verweigert ? Frauenarzt 47, 2007, Nr. 11, 998-1000

Sentker, A. – Darwins kluge Erben. In : DIE ZEIT vom 29.9.2005, Nr. 40, pg. 37 f., Internetausdruck vom 3.10.2006, 1-9

Zinkant, K. - US-Forscher für RNA-Interferenz ausgezeichnet. DIE ZEIT online v. 3.10.2006, http://www.zeit.de/online/2006/40/nobelpreis-medizin

Zylka-Menhorn, V.- Eine Kausalität lässt sich aus den Daten nicht sicher ableiten. Dtsch. Ärztebl. 104, 2007, Heft 1-2, C 16-17

Zylka-Menhorn, V.- Alter Wein in neuen Schläuchen. Dtsch. Ärztebl. 104, 2007, Heft 12, C 633

Zylka-Menhorn, V. – Prävention ist nicht (nur) Privatsache. Dtsch. Ärztebl. 104, 2007, Heft 37, C 2113